U0255606

中国仿制药蓝皮书

2016 版

中国医学科学院药物研究所
中国医药工业信息中心　　　编
中国食品药品检定研究院

编者：

蒋建东　中国医学科学院药物研究所

张金兰　中国医学科学院药物研究所

吴　松　中国医学科学院药物研究所

郭　文　中国医药工业信息中心

华雪蔚　中国医药工业信息中心

卢敏丽　中国医药工业信息中心

李　波　中国食品药品检定研究院

张志军　中国食品药品检定研究院

许鸣镝　中国食品药品检定研究院

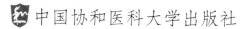

中国协和医科大学出版社

图书在版编目（CIP）数据

中国仿制药蓝皮书／中国医学科学院药物研究所，中国医药工业信息中心，中国食品药品检定研究院编. —北京：中国协和医科大学出版社，2017.2

ISBN 978－7－5679－0784－3

Ⅰ.①中…　Ⅱ.①中…　②中…　③中…　Ⅲ.①制药工业—产业发展—研究报告—中国　Ⅳ.①F426.7

中国版本图书馆 CIP 数据核字（2017）第 020280 号

中国仿制药蓝皮书　2016 版

编　　者：中国医学科学院药物研究所
　　　　　中国医药工业信息中心
　　　　　中国食品药品检定研究院
责任编辑：吴桂梅

出版发行：**中国协和医科大学出版社**
　　　　　（北京东单三条九号　邮编 100730　电话 65260431）
网　　址：www.pumcp.com
经　　销：新华书店总店北京发行所
印　　刷：北京兰星球彩色印刷有限公司

开　　本：787×1092　1/32 开
印　　张：3.875
字　　数：30 千字
版　　次：2017 年 3 月第 1 版
印　　次：2017 年 3 月第 1 次印刷
定　　价：25.00 元

ISBN 978－7－5679－0784－3

序

FOREWORD

　　国内外仿制药对于人民健康的保障都发挥着重要作用，欧美日等发达国家在政府的倡导和支持下，仿制药市场占有率已经达到了 50% 以上，并依然以10% 左右的速度快速增长，是创新药增长速度的两倍。美国是仿制药替代率最高的国家，从美国仿制药学会发布的报告来看，2015 年美国仿制药在处方量当中的占比是 89%，金额只占 27%，2015 年仿制药为美国整个医疗系统节省了 2270 亿美元。

　　新中国成立以来我们在仿制药的研发和产业化方面实现了从无到有，取得了较大的发展，质量合格的仿制药是我们国家人人享有健康保障的重要支撑之一。在医改的关键时期，逐步提高我国仿制药的质量，并增加其处方占比，节约医药费用，提高用药可及性，是影响医改的重要因素。

仿制药也是我国生物医药产业发展的重要组成部分，高质量的仿制药研发能够提高我国制药行业发展的质量，保障药品安全性和有效性，促进我国生物医药产业的升级、结构调整和国际竞争力，实现进口药品的替代。

在过去的几十年中，编制主持单位中国医学科学院药物研究所、中国医药工业信息中心和中国食品药品检定研究院在中国仿制药研发的历程中做出了突出的贡献，积累了良好的条件完成《中国仿制药蓝皮书》。在农工党中央的倡导下，经过约一年的中国仿制药产业发展数据查询、调研、分析和整理，编制组深入研究和阐述了中国仿制药产业发展状况和主要发展趋势，揭示了当前仿制药行业发展状态、面临的机遇和问题，并提出了解决问题的建议，为行业发展的战略决策和政府政策的制定提供参考，以促进我国仿制药产业发展。

陈　竺

2017 年 1 月 12 日

目录

CONTENTS

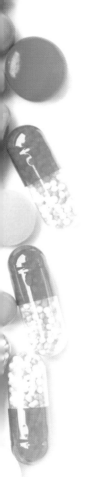

第三部分　中国仿制药产业发展机遇及相关建议

附录一　2018 年底需通过仿制药一致性评价的 289 个品种批准文号数量情况表

附录二　我国进口化学药物专利到期品种及治疗类别概况

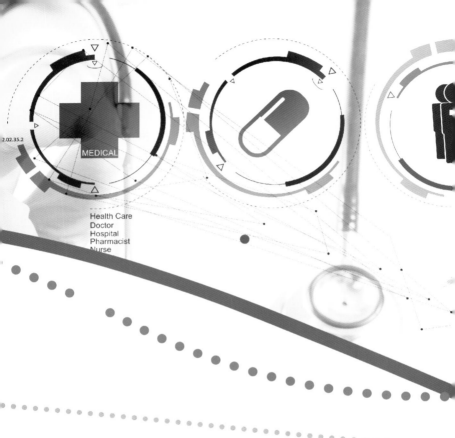

第一部分
中国医药产业整体发展背景及概况

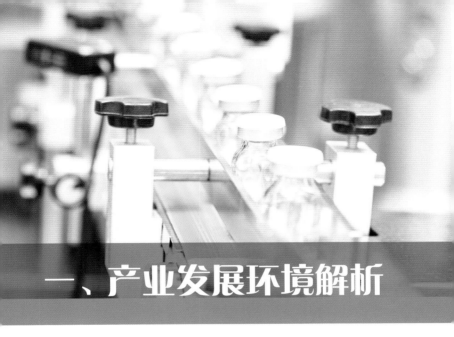

一、产业发展环境解析

1. 宏观经济环境

我国经济发展面临严峻挑战，政策着力于供给侧改革

2015 年我国经济增速在"新常态"中进一步放缓，GDP 增速自 1991 年以来首次跌破 7%，仅为 6.9%。各领域分化加剧，动力转换过程中有利因素和

不利因素并存。我国经济正处于低谷期，经济转型和发展面临严峻挑战。

国务院总理李克强在 2016 年夏季达沃斯论坛中指出：目前我国经济正处于新旧动能接续转换、经济转型升级的关键时期；在适度扩大总需求的同时，要坚定不移地推进供给侧结构性改革，抓好去产能、去库存、去杠杆、降成本、补短板，推动从过度依赖自然资源向更多依靠人力资源和创新驱动转变，才能使中国经济持续保持中高速增长，迈向中高端水平。

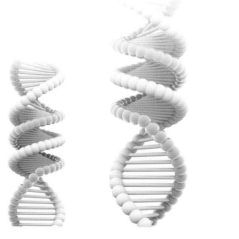
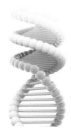

2. 我国医疗卫生发展状况

城乡二元三级医疗卫生服务体系初步形成

目前我国已基本形成由医院、基层医疗卫生机构、专业公共卫生机构等构成的城乡二元三级的医疗卫生服务体系。

据国家卫生计生委统计，2015年末全国医疗卫生机构总数约为98.1万家、其中包含医院约2.8万家、基层医疗卫生机构约92.1万家、专业公共卫生机构约3.2万家。

随着我国医疗服务体系的不断完善，我国各级医疗机构的诊疗人次和住院人数也在不断增加。2015年，全国医疗卫生机构总诊疗人次达77.0亿人次，比上年增加1.0亿人次（增长1.3%）。另外，2015年全国医疗卫生机构入院人数达2.1亿人，比上年增加613万人（增长 3.0%），年住院率为 15.3%。

医疗卫生总费用不断提高

据国家卫生计生委核算，2015 年全国卫生总费用突破 4 万亿，约为 40587.7 亿元，占当年全国 GDP 的 6.0%，比 2014 年增长约 15%。2015 年全国卫生总费用中，政府卫生支出为 12533.0 亿元（占 30.9%），社会卫生支出为 15890.7 亿元（占 39.1%），个人卫生支出为 12164.0 亿元（占 30.0%）。

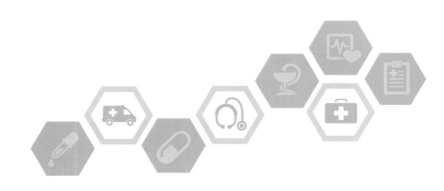

表1 当前我国医疗服务体系

农村	城市	
	三级医院 约 2000 家	代表国内最先进的医疗技术应用和疾病治疗方法，通常集中在人口密度高的大城市中
县医院 约 1.2 万家	区域中心医院 约 6000 家	中等规模医院，通常针对本地居民，提供一些常见疾病的区域性医疗服务
乡镇卫生院 约 3.7 万家	社区卫生服务中心/一级医院约 4 万家	散布于城市社区与农村乡镇，为本社区居民诊断并治疗简单疾病
村卫生室 约 64.5 万家	诊所/医务室 约 19 万家	最基层的医疗诊治场所，针对常见疾病

数据来源：《中国卫生和计划生育统计年鉴》，国家卫生计生委。

3. 主要疾病流行概况

慢性病、老龄化和肥胖将主导我国疾病流行趋势

受我国经济水平和医疗水平不断提高、人民生活方式不断变化等因素的影响，慢性疾病和人口老龄化等问题将主导我国今后的疾病流行趋势。

国家卫生计生委发布的《中国居民营养与慢性病状况报告（2015年）》和国家心血管病中心组织编撰的《中国心血管病报告2015》显示，目前慢性病是造成我国人口死亡的主要原因，心脑血管病死亡率高居疾病死亡构成的首位。慢性病正在成为"健康中国"这一国家战略实施过程中威胁我国国民健康的最大挑战之一。

另外，2015年我国60岁以上老人已达2.2亿人，

约占总人口的 16%[1]。相关报告预计到 2050 年我国 60 岁以上人口比例将达到 36.5%[2]。与此同时，我国国民肥胖现象也不容忽视。2012 年我国 18 岁及以上成人超重率为 30.1%，肥胖率为 11.9%[3]。人口老龄化加剧、肥胖人群增多等因素都将进一步刺激我国医疗服务和药品刚性需求的上升。

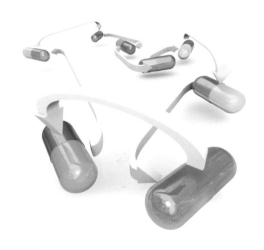

① 数据来源:《2015 年社会服务发展统计公报》,民政部。
② 数据来源:《世界人口展望: 2015 年修订版 (World Population Prospects: The 2015 Revision)》,联合国经济和社会事务部。
③ 数据来源:《中国居民营养与慢性病状况报告 (2015 年)》。

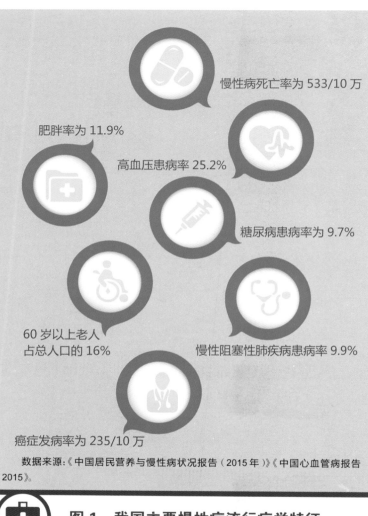

慢性病死亡率为 533/10 万

肥胖率为 11.9%

高血压患病率 25.2%

糖尿病患病率为 9.7%

60 岁以上老人
占总人口的 16%

慢性阻塞性肺疾病患病率 9.9%

癌症发病率为 235/10 万

数据来源:《中国居民营养与慢性病状况报告（2015 年）》《中国心血管病报告 2015》。

 图 1　我国主要慢性病流行病学特征

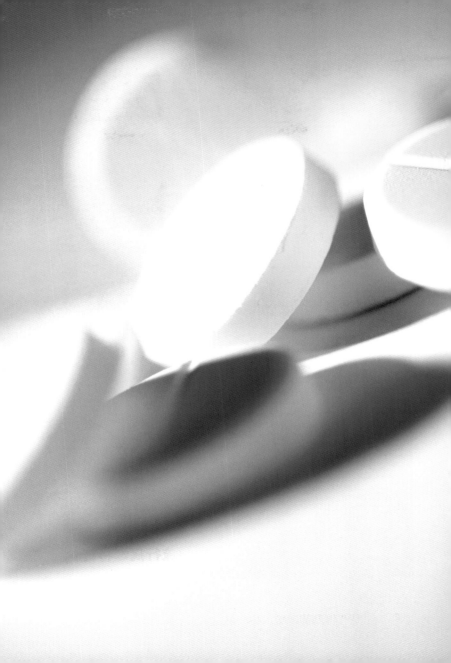

4. 行业主要政策法规环境

　　自 2015 年开始，国家相关部门密集出台了多项医药行业相关的监管政策及法规。在研发、生产、流通、营销等各个环节，各监管部门均制定了更高要求的行业标准和管理规范，导致一大批药品申报注册申请的主动退回、GMP 和 GSP 证书被吊销，使得整个医药行

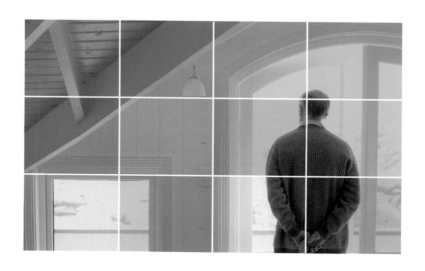

业的准入门槛不断提高。仿制药质量和疗效一致性评价由于存在技术、成本和时间制约等状况，毫无疑问也使得医药企业感受到了严格监管下的前所未有的压力，仿制药申报注册数量大幅下降。

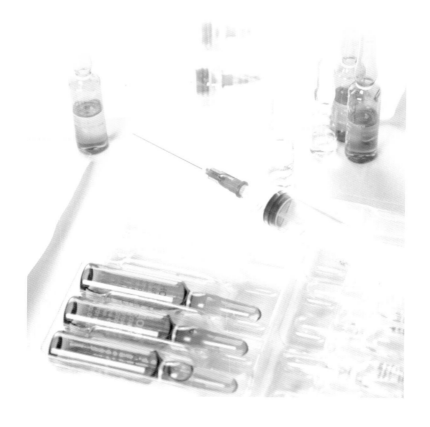

表2 2015年以来我国医药行业主要政策及监管动态

<table>
<tr>
<td rowspan="3">研发</td>
<td>

• 2015年7月，CFDA发布《关于开展药物临床试验数据自查核查工作的公告》，决定对1622个已申报生产或进口的待审药品注册申请开展药物临床试验数据核查

• 2015年8月，《国务院关于改革药品医疗器械审评审批制度的意见》要求解决注册申请积压问题，严格控制市场供大于求药品的审批；推动加快仿制药质量和疗效一致性评价工作，并鼓励以临床价值为导向的药物创新

• 2016年7月，CFDA发布《药品注册管理办法（修订稿）》，明确"改良型新药应当比原品种具有明显的临床优势，仿制药应当与原研药质量和疗效一致"，强调"仿制药必须保持与原研药品的质量和疗效完全一致"

</td>
</tr>
</table>

生产	• 新版 GMP 认证工作完成，未通过 GMP 认证的企业停止生产 • 自 2016 年开始，各省、自治区、直辖市食品药品监督管理局负责药品生产企业的药品 GMP 认证工作，CFDA 不再受理药品 GMP 认证申请，但 CFDA 加大了跟踪检查、飞行检查力度 • 上市许可人制度开始试点，药品所有权和生产权开始分离 • 2016 年 8 月，CFDA 发布《关于开展药品生产工艺核对工作的公告》（征求意见稿）
销售	• 2015 年 5 月，国家发展改革委发布《关于印发推进药品价格改革意见的通知》，除麻醉药品和第一类精神药品外，取消原政府制定的药品价格 • 自 2016 年开始，"营改增"将成为深化财税体制改革的重头戏。随着"营改增"的全面铺开，未来企业票据将得到更有效监管，一些灰色的"底价过票"行为也将得到遏制 • 2016 年起，国务院文件要求在全国范围内逐步推行"两票制"，从而加强对药品流通中间环节的监管

数据来源：中国医药工业信息中心整理

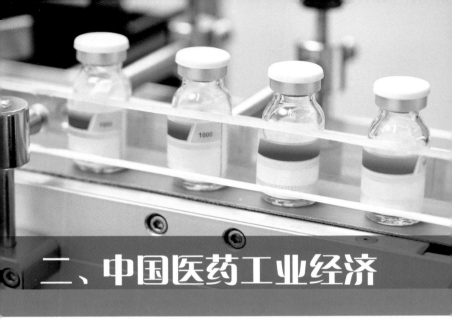

二、中国医药工业经济

　　医药产业始终是我国重点培育发展的战略性新兴产业，医药产业的发展对保护和增进我国人民健康、提高我国科技水平、促进经济发展和社会进步等方面具有重要的意义和作用。

　　2015 年，全国医药工业累计实现主营业务收入26885 亿元，同比增长 9.0%，但增速较上年同期下降4.1 个百分点，这也是"十二五"以来全国医药工业增长速度首次低于 10%。我国医药工业八大子行业中，主营业务收入占比较高的子行业包括化学药品制剂制造（25.4%）、中成药生产（22.9%）和化学药品原料药制造（17.2%）三大子行业；增长率位居前列的子行业分别是中药饮片加工（12.5%）、卫生材料及医药用品制造（10.7%）、生物药品制造（10.3%）和医疗仪器设备及器械制造（10.3%）。

截至 2015 年年底，我国医药工业增加值增速为 9.9%，虽然较上年同期下降 2.4 个百分点，但仍显著高于我国 GDP 和全国工业增加值增速，在全国工业各行业中排名靠前。

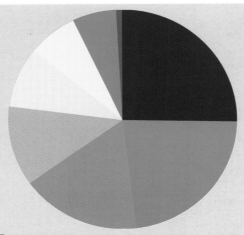

■ 化学药品制剂制造，6816.0 亿元，25.4%

■ 中成药制造，6167.4 亿元，22.9%

■ 化学药品原料药制造，4614.2 亿元，17.2%

■ 生物药品制造，3164.2 亿元，11.8%

□ 医疗仪器设备器械制造，2383.5 亿元，8.9%

□ 卫生材料及医药用品制造，1858.9 亿元，6.9%

■ 中药饮片加工，1699.9 亿元，6.3%

■ 制药专用设备制造，182.0 亿元，0.7%

数据来源：中国医药工业信息中心。

 图2　2015 年我国医药工业八大子行业主营业务收入及占比情况

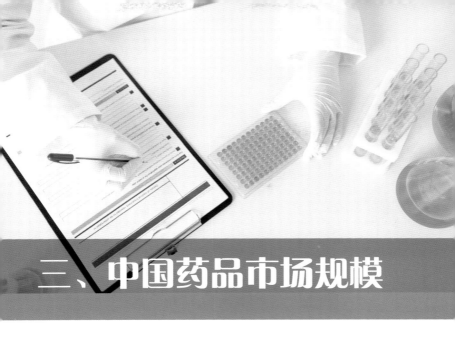

三、中国药品市场规模

　　据中国医药工业信息中心测算，2011 ~ 2015 年，中国药品市场规模[①]从 8097 亿元增长至 13354 亿元，年均复合增长率为 13.32%。

　　值得注意的是，与 2014 年相比，2015 年中国药品市场规模增幅仅为 7.9%，这是自"十二五"以来中

[①] 中国药品市场规模是指由医院终端、药店零售终端和除此以外的广阔市场终端所构成的药品销售规模，并以药品零售价计算。

国药品市场增长率的最低值，也是近十年来我国药品市场增长率首次出现个位数。我国经济整体处于低谷期、占中国药品市场最大份额的医院终端增长乏力、产业监管政策日趋严格等因素均是导致我国药品市场增速下滑的主要原因。

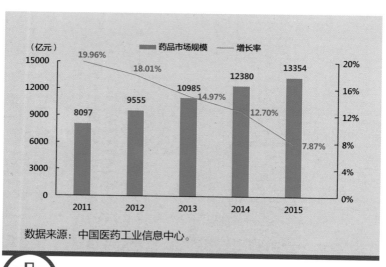

数据来源：中国医药工业信息中心。

图3 中国药品市场整体规模及增长状况

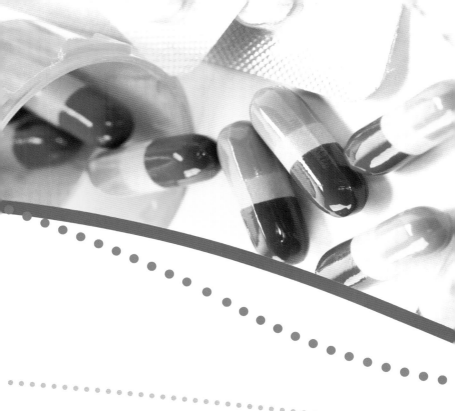

第二部分
中国仿制药产业发展现状

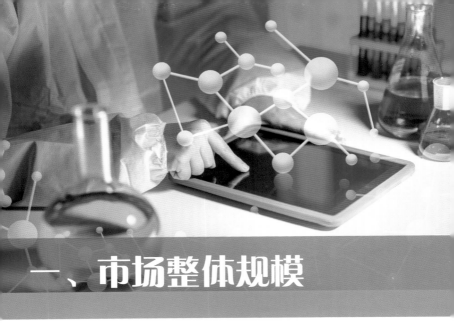

一、市场整体规模

　　仿制药又称通用名药、非专利药，指已失去相关专利保护、其他药品生产商可注册生产的药品。根据国家药品食品监督管理总局《药品注册管理办法（修订稿）》的最新要求和定义，仿制药应当与原研药品质量和疗效一致。随着我国医药工业的快速发展，仿制药已经成为当前我国药品市场的核心部分，是我国医疗体系中关键的组成部分之一。

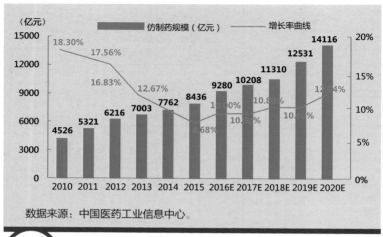

（亿元）

仿制药规模（亿元）　　　增长率曲线

| 2010 | 2011 | 2012 | 2013 | 2014 | 2015 | 2016E | 2017E | 2018E | 2019E | 2020E |

18.30%　17.56%　16.83%　12.67%　8.68%　10.90%　10.35%　10.81%　10.21%　12.84%

4526　5321　6216　7003　7762　8436　9280　10208　11310　12531　14116

数据来源：中国医药工业信息中心。

图 4　我国仿制药市场规模及增长趋势①

　　据中国医药工业信息中心测算，2015 年中国仿制药市场②规模约为 8436 亿元，2010~2015 年复合年均增长率约为 13.26%。受国内慢性病患病率逐年增大、人口持续老龄化、医保控费等因素的驱动，预计未来我国仿制药市场规模仍将高速增长。2020 年我国仿制

① 2016~2020 年为预测值。

② 本报告中的中国仿制药市场指中国化学制剂仿制药市场。

药市场规模预计可达 14116 亿元，2015~2020 年复合年均增长率预计为 11%。

　　我国是仿制药使用大国，仿制药是我国医药市场的主导力量。据中国医药工业信息中心测算，近年来我国仿制药市场规模在整体药品市场规模中的占比均维持在 60% 以上；同时，我国仿制药市场规模约占化学药全部市场规模的 95%。

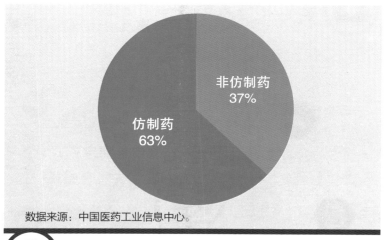

数据来源：中国医药工业信息中心。

图 5　2015 年我国仿制药在整体药品市场规模中的占比情况

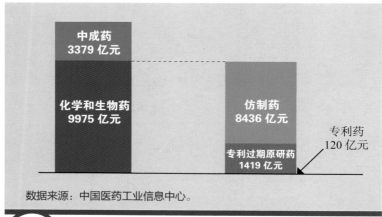

中成药
3379 亿元

化学和生物药
9975 亿元

仿制药
8436 亿元

专利过期原研药
1419 亿元

专利药
120 亿元

数据来源：中国医药工业信息中心。

图 6 2015 年我国药品市场结构

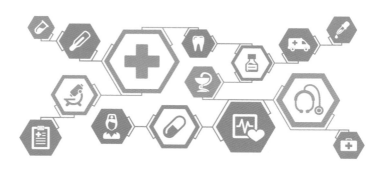

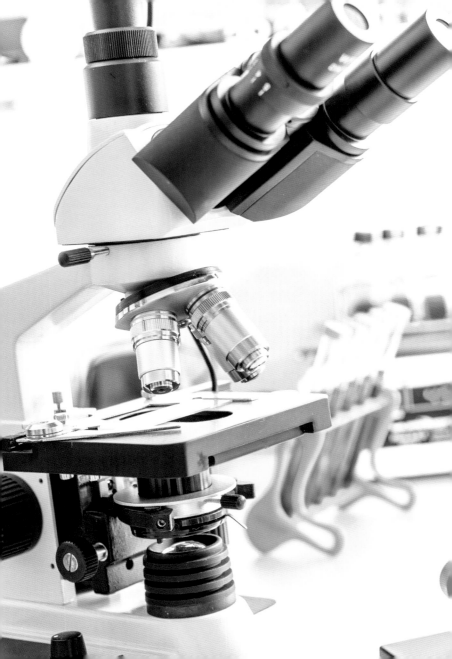

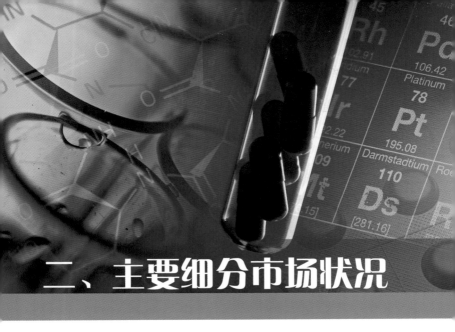

二、主要细分市场状况

1. 终端市场

　　目前，大型医疗机构依然是我国药品市场特别是仿制药市场的核心主体。2015年我国仿制药市场中，作为第一终端的医院市场其占比高达55%，规模约为4640亿元；第二终端药店市场和以剩余广阔市场为主的第三终端则各自占据13%和32%的市场份额，市场规模分别约为 1097 亿元和 2615 亿元。

然而，随着药品零加成、两票制等政策的进一步落地以及医疗改革控费的影响，特别是我国对公立医院药占比控制地逐步严格，未来仿制药终端市场格局将逐步变化，第二终端及第三终端的市场份额将有可能得到提升。

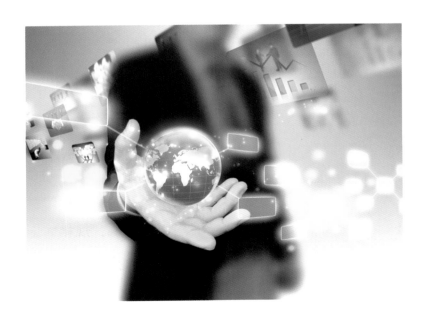

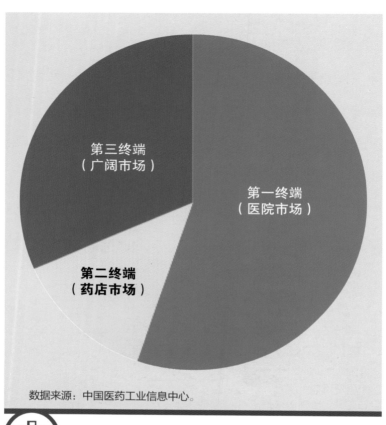

第三终端
（广阔市场）

第一终端
（医院市场）

第二终端
（药店市场）

数据来源：中国医药工业信息中心。

**图7　2015年我国仿制药各终端市场占比
情况**

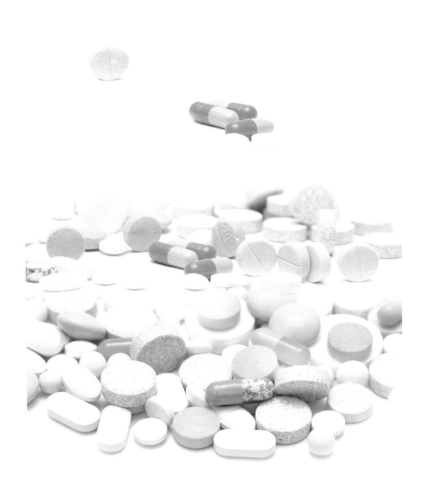

2. 治疗领域

　　从治疗领域看，全身抗感染药物、心血管系统药物、消化系统药物、神经系统药物以及抗肿瘤药物这五大领域的仿制药，是我国样本医院[①]仿制药市场最重要的组成部分。据中国医药工业信息中心统计，2015年我国样本医院仿制药市场中，以上五大治疗领域的市场规模占比分别为 27.5%、15.4%、15.1%、12.1% 和 9.2%，这与我国样本医院整体药物市场前五大治疗领域的分布较为类似，也从侧面进一步显示出仿制药在我国医药市场和药品临床使用中的主导地位。

[①] 样本医院是指中国医药工业信息中心在全国 22 个地区取样的 400 余家入网医院。22 个地区包括北京、上海、南京、天津、重庆、成都、杭州、山西、武汉、沈阳、济南、福建、西安、贵州、郑州、长沙、内蒙古、吉林、哈尔滨、广州、珠三角（不含广州）、石家庄，并在以上地区的中央、省、市、区县、行业、军队六种类型的医院中选取具有代表性的综合及专科医院作为入网样本。样本医院市场规模则以药品最终实际销售价格计算。

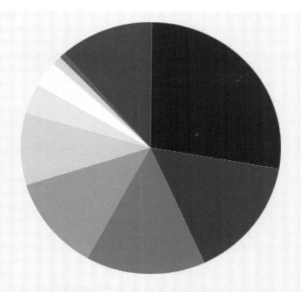

■ 全身性抗感染药，27.5%　　　　　 呼吸系统药物，3.8%

■ 心血管系统药物，15.4%　　　　　 骨骼肌肉系统药物，3.2%

■ 消化系统药物，15.1%　　　　　 泌尿及升值系统药物，1.2%

■ 神经系统药物，12.1%　　　　■ 皮肤用药，0.7%

■ 抗肿瘤药物，9.2%　　　　■ 其他，11.8%

数据来源：中国医药工业信息中心。

 图 8　2015 年我国样本医院仿制药各治疗领域药物市场规模占比情况

2015 年我国样本医院中，全身抗感染药物、心血管系统药物、消化系统药物、神经系统药物、抗肿瘤药物这五大领域的仿制药占本领域整体药物市场规模的比例均超过 60%。其中神经系统用药领域仿制药市场占比高达 86.6%，远高于样本医院该领域非仿制药13.4% 的市场份额；五大领域中，抗肿瘤药物领域的仿制药占比相对较低，为 60.5%。

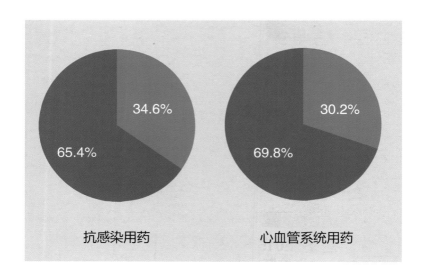

抗感染用药　　　　　　　　心血管系统用药

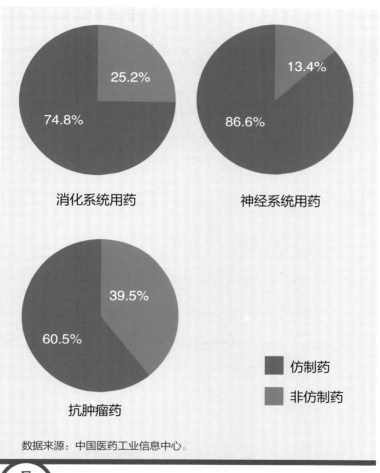

25.2%

74.8%

消化系统用药

13.4%

86.6%

神经系统用药

39.5%

60.5%

抗肿瘤药

■ 仿制药

■ 非仿制药

数据来源：中国医药工业信息中心。

图9　2015年我国样本医院不同治疗领域
仿制药市场规模占比情况

3. 主要领先企业

据中国医药工业信息中心统计，目前我国 4000 多家制药企业中，90% 以上都是仿制药生产企业。少部分仿制药生产企业研发、生产及综合实力较强，但大多数仿制药生产企业研发投入严重不足、产品缺乏竞争力、综合力量薄弱。

中国医药工业百强企业是我国医药工业的中坚力量，代表着我国医药工业的最高水平，具备足够的潜能，在推进我国从医药大国向医药强国迈进的过程中扮演相当重要的角色，而百强企业中的绝大多数均主要从事仿制药的研发和生产，创新药物的收入占比较低。

2015 年，中国医药工业百强企业 [①] 整体主营业务收

[①] 中国医药工业百强企业是指以工业和信息化部的《中国医药统计年报》为依托，医药工业主营业务收入排序在前 100 位的企业，其中主营业务收入只涵盖医药工业部分，不包括医药流通、零售部分的收入。

入首次突破 6000 亿，达到 6131 亿元，约占我国医药工业整体主营业务收入的 23%。百强企业入围门槛保持了持续提升的态势，提高至 23 亿元，同时主营业务收入规模超百亿元的企业扩大至 16 家。这在一定程度上显示国家所实施的诸多产业发展政策正逐渐发挥出导向效应，行业规模层次分布水平呈现明显提升的态势。

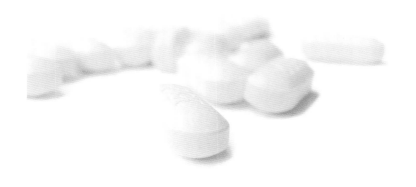

表3　我国仿制药领先企业概况

企业名称	企业概况	2015年中国医药工业百强企业排名
扬子江药业集团有限公司	集团重点产品线主要包括心脑血管药、抗微生物药、消化系统药、抗肿瘤药、解热镇痛药等治疗领域。2014年度、2015年度蝉联中国医药工业百强企业榜单第1名	1
中国医药集团总公司	以预防治疗和诊断护理等健康相关产品的分销、零售、研发及生产为主业。旗下拥有10家全资或控股子公司和国药控股、国药股份、国药一致、天坛生物、现代制药、中国中药6家上市公司。2015年，集团营业收入近3000亿元，是目前唯一一家进入世界500强的中国医药企业	4

企业名称	企业概况	2015年中国医药工业百强企业排名
华润医药控股有限公司	华润医药控股是华润医药集团有限公司子公司。华润医药集团是集医药、保健产品研发、制造和流通为一体的企业集团,是华润(集团)有限公司旗下战略业务单元。华润医药旗下拥有华润医药商业集团有限公司、华润三九医药股份有限公司、华润双鹤药业股份有限公司、东阿阿胶股份有限公司、华润紫竹药业有限公司等企业	5
上海医药(集团)有限公司	上海医药集团股份有限公司主营业务覆盖医药研发与制造、分销与零售,2015年营业收入1055亿元,是中国为数不多的在医药产品和分销市场方面均居领先地位的医药上市公司之一,致力于为重大疾病和慢性病提供安全有效的治疗药物	6

续表

企业名称	企业概况	2015 年中国医药工业百强企业排名
齐鲁制药有限公司	在抗肿瘤、心脑血管、抗感染、精神系统、神经系统、眼科疾病等的制剂及原料药研发、生产和销售领域处于行业领军地位。2015 年，齐鲁制药全年实现销售收入 128.3 亿元。原料药及多种制剂通过了美国、欧盟、澳大利亚、英国、南非以及其他国家和地区药品监管机构的认证	9
中国远大集团有限责任公司	中国远大集团主营业务涵盖医药健康、贸易等领域。医药健康产业是中国远大集团的重要产业之一，主要业务涵盖化学制药、生物制药、中成药、医药商业等各领域。旗下子公司包括华东医药股份有限公司、远大医药（中国）有限公司、雷允上药业集团公司、远大蜀阳药业、远大诺康生物等多家子公司	13

企业名称	企业概况	2015年中国医药工业百强企业排名
上海复星医药（集团）股份有限公司	覆盖研发、医药制造、医学诊断与医疗器械、医药分销和零售以及医疗服务等医药健康产业链的多个重要环节。旗下拥有江苏万邦生化医药、重庆药友制药、沈阳红旗制药、桂林南药、湖北新生源生物工程、锦州奥鸿药业等多个子公司，专注于心血管系统、抗肿瘤、中枢神经系统、血液系统、代谢及消化系统及抗感染等治疗领域。2015年，共有19个制剂单品或系列销售过亿元，其抗疟药物在全球市场也处于领先地位	14

企业名称	企业概况	2015 年中国医药工业百强企业排名
天津市医药集团有限公司	以化学与生物制药、绿色中药、高端医疗器械、现代商业物流四大板块为主体，科研、生产、商业销售一体化运作，在产产品 1300 余种，拥有 100 多家控股或参股企业以及中新药业、天药股份、力生制药三家上市公司，并与多家跨国制药集团合作，组建合资企业 10 余家	15

企业名称	企业概况	2015年中国医药工业百强企业排名
石药控股集团有限公司	拥有原料药、制剂、创新药、抗肿瘤药、医药商业和大健康六大业务板块，主要从事医药及相关产品的开发、生产和销售，产品主要包括抗生素、维生素、心脑血管、解热镇痛、消化系统用药、抗肿瘤药和中成药等七大系列近千个品种。石药集团有维生药业、中诺药业、欧意药业、恩必普药业、银湖制药等三十余家下属公司，2015年石药集团实现不含税销售收入212.4亿元	16

企业名称	企业概况	2015 年中国医药工业百强企业排名
正大天晴药业集团股份有限公司	是国内最大的肝病治疗药物研发和生产基地之一。2015年其肝病用药在国内医院市场占有率约为 22%，异甘草酸镁注射液（天晴甘美）和恩替卡韦分散片（润众）是其最重要的两个产品。除肝病领域，正大天晴药业也涉及抗肿瘤领域、呼吸、抗生素、内分泌等多个领域	17

排名及数据来源：工业和信息化部，中国医药工业信息中心，2015 年《中国医药统计年报》。

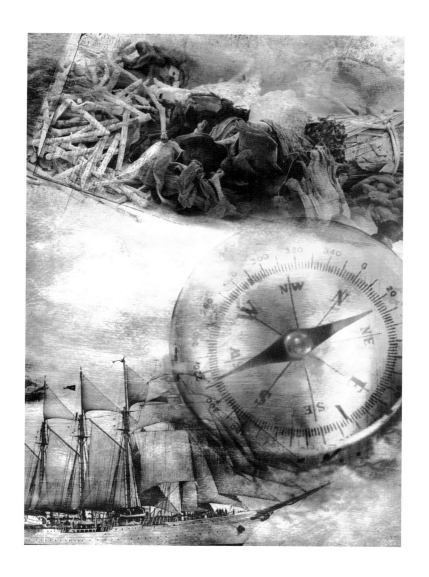

4. 基本药物中仿制药品种及市场现状

2009 年 8 月我国发布《关于建立国家基本药物制度的实施意见》，正式启动国家基本药物制度建设工作。

《国家基本药物目录》（2012 年版）共有包含化学药品和生物制品、中成药在内的 520 个品种的药品，涉及剂型 850 余个、规格 1400 余个；化学药品和生物制品 317 种，中成药 203 种。对于目录中的化学药品，目前在我国均有仿制药品种。

我国相关政策鼓励各层级医院在临床上优先使用基本药物。据中国医药工业信息中心估算，2015 年我国基本药物目录中的化学药品仿制药市场规模约为 3300 亿元。

国家基本药物制度是我国基本药物政策的一个重要组成部分，在保障我国人民医疗需求、维护人民健康、提高群众用药可及性、降低用药负担等方面起到了重要作用，基本药物制度的建立是我国医改取得的重大成果之一。

由于大多数基本药物价格较低，目前我国大型公立医院中基药配备率普遍不高，销售额占比较小。但在今后公立医院用药比重、医保报销比例等均趋于限制的情况下，基本药物的重要性愈发凸显。而在基本

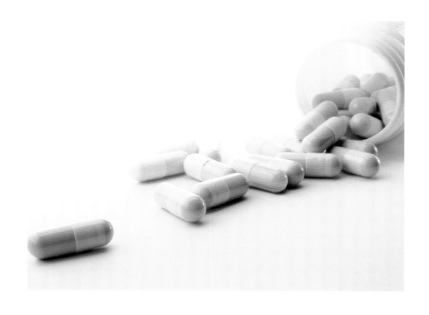

药物目录中占主导地位的化学仿制药，未来将成为各类医保用药的主要构成部分，其质量也尤为关键。

目前我国正在大力推进仿制药质量和疗效一致性评价（以下简称"仿制药一致性评价"）工作。首批需要在 2018 年年底完成仿制药一致性评价的 289 个化学药品种，均属于基本药物目录中的口服固体制剂品种。这一举措将大力提升我国基本药物质量，若在后续的医保支付标准、药品招标采购等方面再对通过仿制药一致性评价的基药品种给予有利的政策环境，我国基药目录中的化学仿制药品种必将面临新一轮的洗牌过程，整体水平将会得到提高。

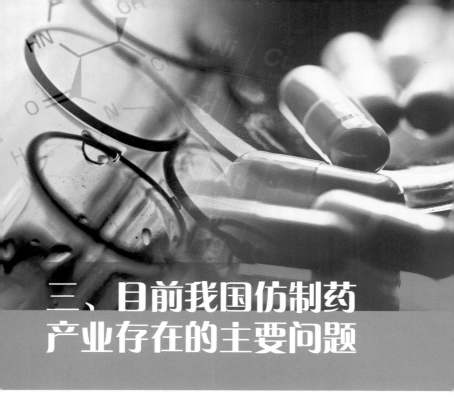

三、目前我国仿制药产业存在的主要问题

1. 同质化现象严重

　　我国是全球第二大医药消费品市场，在现有约 17 万个药品批准文号中，属于化学药品的约有 10.7 万

个，其中 95% 以上是仿制药。然而作为仿制药生产和使用大国，我国仿制药低水平仿制、重复开发现象严重，很多仿制药的批文数量达几十甚至过百个，存在严重的恶性竞争状况。

截至 2016 年 5 月 31 日，2018 年底前国家基本药物目录中须完成仿制药一致性评价的 289 种化学药品口服固体制剂的批准文号数量合计约有 17740 个。这 289 个品种中，文号数量超过 100 个的品种就有 45 个；文号数量 10~49 个的品种最多，为 92 个；文号数量小于 3 个的品种有 59 个（289 个品种的具体批准文号情况表详见附录一）。

但综合考虑企业研发能力、一致性评价成本、国家政策趋势、市场竞争等因素，预计未来我国仿制药申报数量将逐步下降并趋于理性。

表4 2018 年底前须完成仿制药一致性评价的 289 个品种的文号数量分布

文号数	≤ 3	4~9	10~49	50~99	≥ 100
品种数	59	61	92	32	45

数据来源：中国医药工业信息中心统计整理。

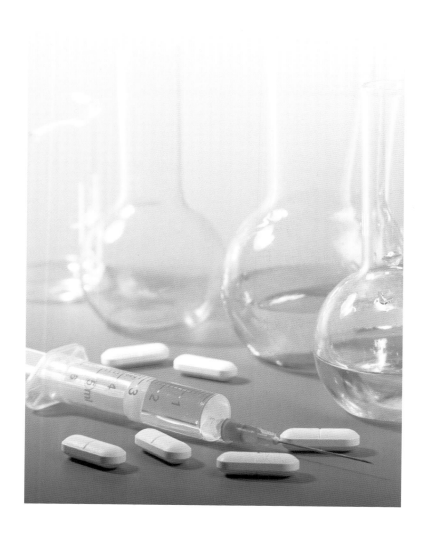

2. 质量水平参差不齐

在我国早期批准上市的仿制药的研发过程中，企业对仿制药注册申报的认识还停留在"以标准的一致代替产品质量的一致"这一概念水平上，加之原研药参比制剂可及性差以及来源不明确等问题，研发过程未进行全面、系统、科学的药学研究及临床验证，导致部分仿制药与原研药的对比研究不充分，并与原研药存在内在质量与临床疗效的不一致。与此同时，我国仿制药生产领域长期以来缺少高水平的质量标准和质量控制体系，全行业普遍低成本运行，导致获批上市的部分仿制药与原研药相比质量水平偏低。

我国早已是原料药出口大国，然而制剂产品走出国门的道路则较为艰难，且大多数出口制剂均是青霉素类、头孢类、维生素类等低端制剂。随着我国药品研发和质量水平的逐步提高，目前有一部分具有国际化视野、研发和生产技术先进、综合实力较强的企业，已在国外成功注册上市了仿制药制剂产品。华海药业、广东东阳光等企业将目光投向欧美发达地区，通过首仿药专利挑战等方式抢占市场，树立自主品牌；恒瑞医药、海正药业、人福医药等企业则通过合资或设立子公司的形式开拓国际仿制药市场。

目前我国仿制药质量水平参差不齐，影响了我国人民用药的安全性和有效性。《关于改革药品医疗器械审评审批制度的意见》和《药品注册管理办法（修订稿）》等诸多法规文件，都对切实提高我国仿制药质量水平提出了明确要求，这将大大有助于提高我国仿制药整体的质量水平。

3. 研发能力较弱，投入不足

与仿制药研发能力较高的欧美发达国家和地区相比，我国仿制药在原辅料研发、创新制剂技术、研发投入等方面都存在较大差距。

我国制药行业对原料药和辅料的研发普遍不够深入，即使是普通制剂，虽然掌握原研药的原料药、辅料等信息，但是对于原研药通过长时间积累起来的特殊工艺、质量控制流程以及化合物晶型等关键技术节点的重视程度不足，我国的仿制药和进口制剂相比也存在较大差异。另外，我国药品审批速度较慢，仿制药审评积压现象严重，影响了仿制药的用药可及性，延长了仿制药投入回报周期，导致企业研发资金投入不足。特别是目前我国进行的仿制药一致性评价、药品临床自查核查等举措，均加大了仿制药的研发成本，也影响了企业研发仿制药的积极性。

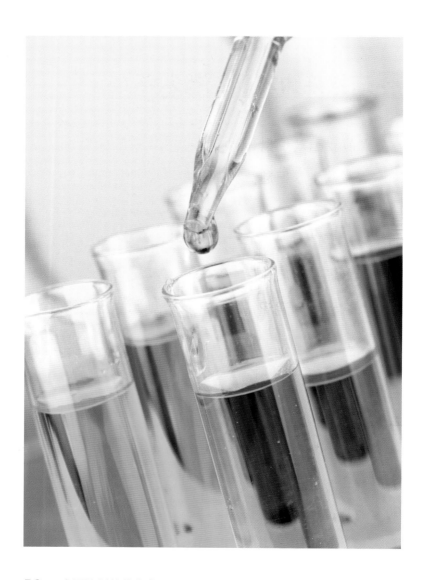

4. 招标采购不具优势

目前我国对提高仿制药用药比例以控制医疗费用过快上涨的诉求日趋强烈，大部分省级药品招标采购平台采取"唯低价是取"的策略，给制药企业带来较大压力。加之多数制药企业集中于低准入门槛的仿制药品种市场，同质竞争导致恶性循环，仿制药市场整体陷入低利润的泥沼，更让部分企业过度沉迷于价格

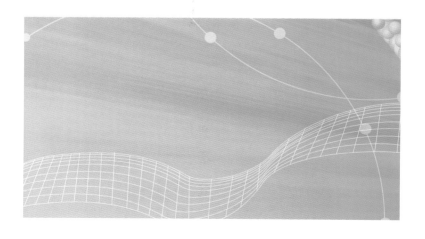

战。因此，对于一部分临床必需的廉价仿制药，由于价格成本倒挂等原因出现了供应短缺现象，严重影响了我国群众的用药可及性。

而对于高水平仿制药来说，现行的药品招标采购模式并未给其创造有利地竞争环境，反而要在保证质量水平、安全有效性和供应可靠的同时不断降低价格，最终结果往往是高水平仿制药无法中标。因此，目前国产高水平仿制药正处于品牌无法战胜国外原研药、招标中价格无法战胜国产低水平仿制药的窘境。

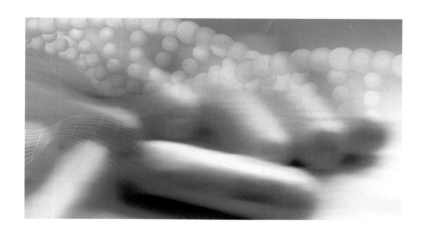

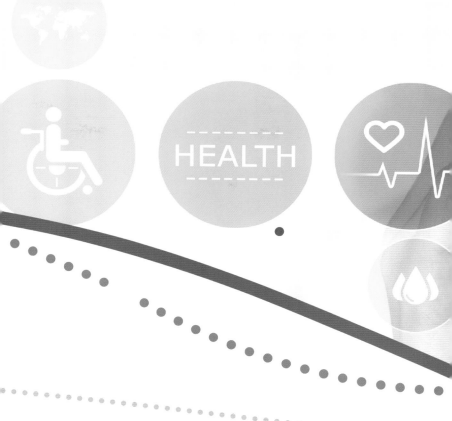

第三部分
中国仿制药产业发展机遇及相关建议

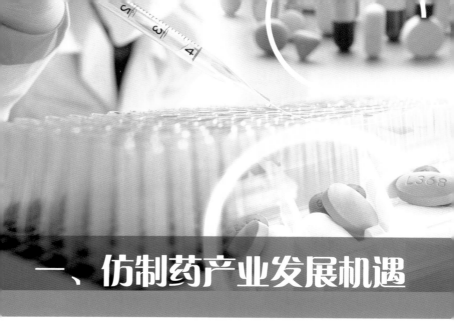

一、仿制药产业发展机遇

1. 宏观政策红利

针对目前我国经济发展中的种种问题，中央出台多项政策规划，力促我国经济转型发展。

2015 年中央经济工作会议提出，要"在适度扩大总需求的同时，着力加强供给侧结构性改革"，"扩大有效供给，提高供给结构适应性和灵活性"。供给侧改革更侧重于提高经济效益以及激发经济长期发展地活力，因此被看作是中国宏观经济领域近期最重要的信号。

2015年10月，中共十八届五中全会公报中首次提及了"健康中国"的概念，并将建设"健康中国"上升为国家战略；同时期，国家工信部发布《中国制造2025重点领域技术路线图（2015年版）》，进一步阐明了包括生物医药及高性能医疗器械在内的发展"中国制造2025"的10个重要领域以及23个重点发展方向。

2016年2月，国务院在春节后的第一次常务会议上将"部署推动医药产业创新升级"作为主要的会议内容。在此之后，国务院又先后出台了《中国医药发展战略规划纲要（2016—2030年）》与《关于促进医药产业健康发展的指导意见》两个相关文件。

2016年10月，中共中央、国务院发布了《"健康中国2030"规划纲要》，作为我国健康事业的行动纲领，首次在国家层面提出了健康领域中长期的战略规划，把"健康中国"战略提升至前所未有的高度。"健康中国2030"势必会推动我国医药创新和转型升级，是我国医药健康产业转型升级的重大机遇。

在多项政策利好环境下，医药健康产业将在"十三五"期间引领我国经济新一轮的发展浪潮。

经济的发展、人口的增长、社会老龄化程度加重以及民众健康意识的不断增强，种种因素使得我国医药行业保持高速增长。与此同时，医保压力过大，政府倡导进一步医保控费，对提高仿制药使用比例来控制医保费用支出的依赖持续增强，这都为我国仿制药行业的长期发展创造了巨大的机会。

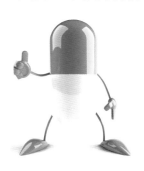

2. 行业监管力度和标准逐步提高

从行业发展角度而言，2015年以来密集出台的相关监管法规政策为我国医药行业的长远发展提供了保障，最终将会促进我国医药行业的健康可持续发展。

由于我国长期以来一直片面强调仿制药标准性研究，而忽视了与原研药的对比性研究，造成仿制药质量和疗效与原研药一致性数据的缺失。目前我国大力推进的仿制药一致性评价工作，也是世界各国提高仿制药质量的必经历程。

随着仿制药一致性评价工作的开展，借鉴国外先进经验，适应我国产业发展和用药需求的仿制药评价方式、监管体系和生产标准等将不断地调整和完善，仿制药质量必将得到全面提高，在临床上实现与原研药的相互替代，改变原研药药品销售价格居高不下的局面，扩大我国仿制药市场渗透率。

仿制药尤其是高水平仿制药是各国降低医保负担的重要杠杆，我国有效开展仿制药一致性评价工作的意义重大。然而短时间内监管加强，可能会加大医药企业的经营风险和成本，长期则会使我国仿制药行业在优胜劣汰中迎来洗牌，产业结构得到有效优化。

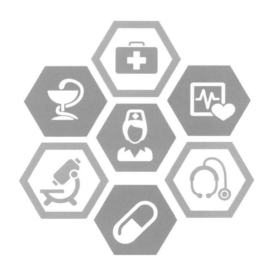

表5　仿制药质量和疗效一致性评价相关政策、意见和技术文件

已发布文件	发布时间
关于化学药生物等效性试验备案管理的公告；2015 年第 257 号	2015.12.1
《关于展开仿制药质量和疗效一致性评价的意见》；国发办 8 号	2016.3.5
普通口服固体制剂参比制剂选择和确定指导原则；2016 年第 61 号	2016.3.18
普通口服固体制剂溶出曲线测定和比较指导原则；2016 年第 61 号	2016.3.18
以药动学参数为终点评价指标的化学药物仿制药人体生物等效性研究技术指导原则；2016 年第 61 号	2016.3.18
药物溶出度仪机械验证指导原则；2016 年第 78 号	2016.4.29
人体生物等效性试验豁免指导原则；2016 年第 87 号	2016.5.19

已发布文件	发布时间
仿制药质量和疗效一致性评价参比制剂备案与推荐程序；2016 年第 99 号	2016.5.19
总局关于落实《国务院办公厅关于展开仿制药质量和疗效一致性评价的意见》有关事项的公告；2016 年第 106 号	2016.5.26
仿制药质量和疗效一致性评价工作程序；2016 年第 105 号	2016.5.26
总局关于推进仿制药质量和疗效一致性评价工作的通知；食药监药化管（2016）77 号	2016.6.20
总局关于研制过程中所需研究用对照药品一次性进口有关事宜的公告；2016 年第 120 号	2016.7.1
总局办公厅关于发布承担首批仿制药质量和疗效一致性评价品种复核检验机构名单的通知；食药监办药化管函（2016）549 号	2016.7.29

已发布文件	发布时间
关于 2018 年底前须仿制药质量和疗效完成一致性评价品种批准文号信息	2016.8.17
化学药品仿制药口服固体制剂质量和疗效一致性评价申报资料要求（试行）；2016 年第 120 号	2016.8.17
仿制药质量和疗效一致性评价改规格药品评价一般考虑（征求意见稿）	2016.9.13
仿制药质量和疗效一致性评价临床有效性试验一般考虑（征求意见稿）	2016.9.13
仿制药质量和疗效一致性评价工作中改盐基药品评价一般考虑（征求意见稿）	2016.11.4
仿制药质量和疗效一致性评价工作中改剂型药品（普通口服固体制剂）评价一般考虑（征求意见稿）	2016.11.4

数据来源：中国医药工业信息中心整理，整理日期截至 2016 年 11 月 10 日。

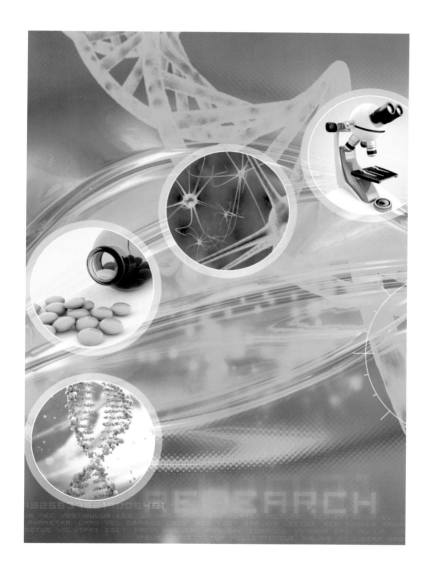

3. 创新药研发难度加大，"专利悬崖"为仿制药发展提供契机

2010 年以来，全世界范围内创新药物研发总体成功率逐步下降，创新药研发难度的加大，越发凸现了发展仿制药的重要性。随着近年越来越多的药品面临专利失效，更多品种的仿制药将会投放至全球及我国药品市场。

据中国医药工业信息中心统计，目前我国共有 47 个 2025 年核心专利到期的进口化学药物品种，2015 年在我国样本医院中的销售额合计约为 24 亿元；同时，截至 2016 年 10 月，我国还有 155 个核心专利已到期的进口无国产仿制的化学药品种，2015 年在我国样本医院中的销售额约为 48 亿元（具体品种及治疗类别详见附录二）。

专利药品到期给我国仿制药市场提供巨大的市场空间，为我国仿制药企业带来了新的发展契机。

 表 6　我国进口化学药物专利到期品种数及市场概况

	品种数	2015 年我国样本医院市场销售额
2025 年核心专利到期进口化学药物品种	47	24 亿元
核心专利已到期进口无国产仿制药品种	155	48 亿元

数据来源：中国医药工业信息中心整理统计整理，统计日期截至 2016 年 10 月底。

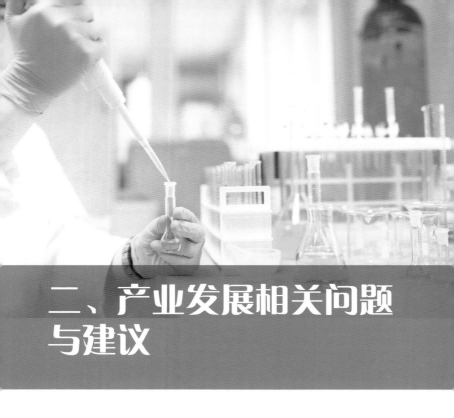

二、产业发展相关问题与建议

新中国成立以来，我国医药产业实现了从无到有的飞跃，取得了较大发展，建立了以仿制药为基础、涵盖八大子行业的工业体系，在基本满足国内临床用药需求的同时，也已成为全球原料药出口大国。但在技术开发、生产工艺、质量控制关键技术、重要原辅料等方面与原研药相比仍存在较大差距。

　　促进我国仿制药产业发展是一个系统工程，需要制药企业、研发机构、医药流通企业以及监管、医疗、医保等机构多方面联动，共同协作推进。

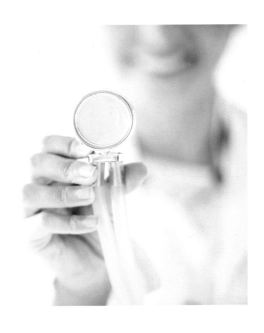

1. 建立权威标准体系，提高仿制药研发和质量水平

建立科学权威的质量标准和管理体系是切实提高我国仿制药质量的前提。目前我国正开展的仿制药一致性评价工作、最新颁布的《药品注册管理办法（修订稿）》《中国药典》标准不断提高等措施，都将在各个层面促进我国仿制药质量的提高，并与国际标准接轨，在确保仿制药安全、有效、一致的同时，逐步实现国产仿制药对进口品种的替代。同时应鼓励有能力的企业参考国际规范、参与国际认证，努力使高水平仿制药产品打入国际市场。

然而，仿制药质量的提高涉及相应工艺的改进、原辅料质量的提高、企业对仿制药产品的投入、国家相关有利政策环境等多重因素，因此推动整个行业研发和质量水平的提高将是一个长期的、循序渐进的过程。

2. 建立高效的仿制药审评审批机制

　　针对仿制药，应创建更加合理高效的药品审评审批体系、公开公平的审批规程与严格的操作程序，努力完善相关制度规范；建立仿制药 BE 试验备案制，优化仿制药审评程序；提高仿制药申报要求及标准，及时公布重复申报品种，鼓励以临床价值为导向的高水平仿制药申报，推进高水平仿制药和临床亟需仿制药优先审评制度的建设；增加专业评审人员数量，加强药品审评人才队伍建设，提高审评能力和效率；建立中央与地方两级联动的药品审评机构，加速审评进程、缩短审评时间的同时，实现药品审评质量和数量上的并重。

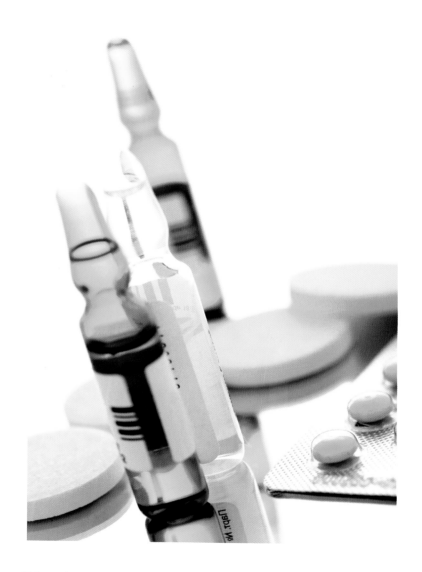

3. 招标采购、医保等层面多措施鼓励企业开发高水平仿制药

在质量相当、临床等效的前提下，高水平仿制药完全可以替代原研药，在满足临床治疗需求的同时可以明显节约治疗成本。然而高水平仿制药的研发周期长、投入大，上市后价格必然偏高，在目前药品招标采购、医保等方面不具优势的情况下，最终会导致企业研发高水平仿制药的积极性下降。

因此，建议在药品招投标采购、医保准入、支付比例、定价水平等方面出台一系列协调措施，给予高水平仿制药品种（如优先通过仿制药一致性评价的品种）相应的支持政策，为高水平国产仿制药与专利过期原研药创造公平竞争的环境；充分发挥市场调节作

用，使仿制药生产企业通过不断提高质量而获得更好地市场回报，同时可使提高仿制药质量不仅是国家法规的强制规定，更成为生产者的内在需求。

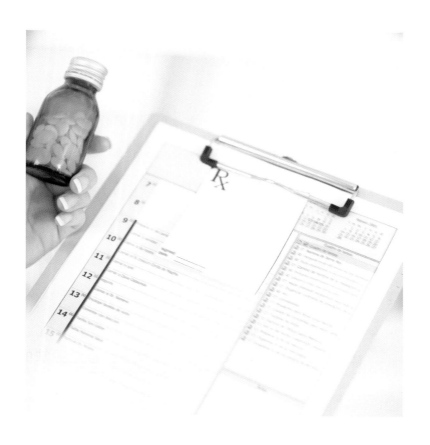

4. 建立市场规模小、价格低廉仿制药保护机制

　　我国部分市场容量较小的常用低价药品（如甲巯咪唑、扑尔敏等）以及一些临床必备急救药品（如二巯基丙醇、多巴酚丁胺等），因其较好的治疗效果和低廉的价格深受患者欢迎。但近年来，由于产品利润较低，部分品种临床需求量不稳定，药品生产企业对这些药品生产的积极性不高，导致相关药品供应不足乃至断货的现象时有发生。而随着仿制药一致性评价带来的高成本投入，药品生产企业从长远利益考量，可能会放弃这些品种的一致性评价工作，加剧未来这些品种的市场短缺风险。

　　建议国家建立市场规模小、价格低、供应短缺的仿制药品种保护机制，各部门、各层面切实有效联动，

强化价格、医保、招标采购等政策的衔接。在定点生产、招标采购、药品流通等各环节给予短缺低价仿制药倾斜措施，调动医疗机构、药品生产经营企业、医保经办机构等多方的参与积极性，充分发挥市场调节作用。同时建立短缺仿制药信息监测平台，落实应急储备和定点生产机制，多角度、全方位保障药品供应。

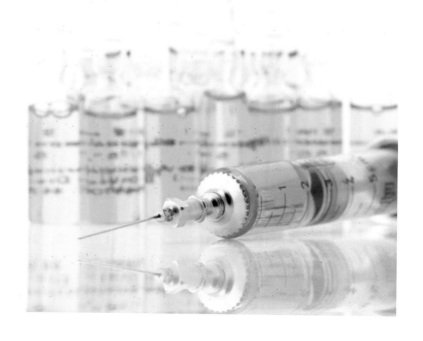

5. 建立仿制、创新并存的发展机制

　　我国始终大力提倡自主创新药物的研发，但当前我国药物研发的总体状况还处于"仿制为主、仿创结合"的阶段。基于我国药物研发的基础和实力，以及全球制药行业发展与市场供求的一体化趋势，今后10~20年我国还难以完全依靠自主创新药物满足临床一线的治疗需求。在今后相当长的时期内，仿制药仍将是我国医药卫生体系的重要支撑和基本保障。

　　仿制药与创新药都是满足和保障各国人民健康需求的基石。在努力引领创新药发展、争取成为创新药强国的同时，世界各国也在极力促进仿制药的发展和创新，以最大程度地满足本国临床基本用药需求，减轻医疗费用负担。仿制药的开发和使用是科技和信息全球化共享的红利，也是世界各国增加药品可及性、降低药品价格的有效途径。

　　基于我国仿制药发展现状及人民用药需求，从政策环境、社会需求、技术环境等角度考虑，我国仿制药的发展也需要有创新的理念。提高我国仿制药整体实力的同时，也能为创新药物的研发提供技术支撑。另外，建立创新药和仿制药并存发展的有效法律机制，激励仿制药企业向原研药进行专利挑战；制定相关政策法规，充分发挥市场机制，在保护原研药知识产权合理权益的情况下，把价格竞争带进相应药物市场，刺激创新药研制发展的同时，也给仿制药创造更好的上市机会。

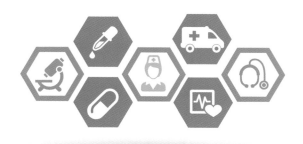

6. 开展仿制药的公众普及与教育

制定适宜的政策和法规，提高仿制药质量水平，保证仿制药尽早上市，这只是政府层面在提供有效的医疗服务、降低医疗费用支出、促进仿制药产业发展进程中的第一步。最终，还需依赖医生和患者对于仿制药的自觉使用和接受来达到仿制药应起的作用。因此，对公众进行有效的仿制药普及教育宣传也应是政府相关监管工作的重点任务之一。建议设立专项基金，用于仿制药可替代原研药的知识普及和公众教育，借助多种媒体平台投放公益广告，开设相关论坛及讲座，提高我国民众对仿制药的认可和信赖，从而提高我国仿制药用药比例及规模。

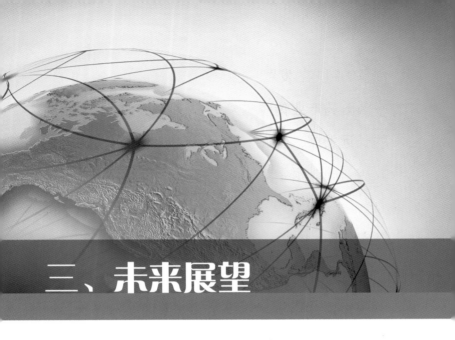

三、未来展望

　　作为一个拥有十三亿人口的大国，我国药品市场需求稳定且巨大，并且每年都以高于 GDP 的增速快速增长。我国政府一直在努力满足各收入水平居民的医疗需求、控制医疗卫生总费用，而提高仿制药质量水平、鼓励使用仿制药就是贯穿始终的重中之重。无论从政策监管环境、社会需求，还是技术发展水平的角度来看，当前都是我国仿制药产业发展的契机，尤其是高水平仿制药的发展潜力十分巨大。

中国医药产业传统的发展模式已经不能维系制药企业的长远发展，全面提升药品质量、使仿制药质量和疗效达到国际水平、用创新推动中国医药产业发展已经成为行业发展新动向和契机。

随着我国政府监管水平、企业人才队伍的不断完善、生产工艺、质量控制、临床研究等方面水平的不断提高，并与国际标准全面接轨，在政策鼓励与督促、企业积极自主转型升级、公众对仿制药认识逐步提高等多种因素的影响下，未来我国仿制药产业的规模和水平必将迎来全面的发展与提高，积极发挥保障我国广大人民群众健康的重要角色。

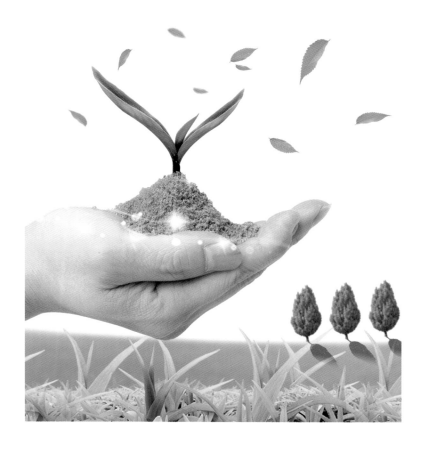

附录一

2018 年底需通过仿制药一致性评价的 289 个品种批准文号数量情况表

序号	品种名	文号数
1	复方磺胺甲噁唑片	895
2	盐酸小檗碱片	773
3	诺氟沙星胶囊	690
4	甲硝唑片	614
5	红霉素肠溶片	599
6	异烟肼片	568
7	利福平胶囊	532
8	维生素 B_6 片	479
9	维生素 B_2 片	464
10	盐酸雷尼替丁胶囊	423

序号	品种名	文号数
11	布洛芬片	415
12	对乙酰氨基酚片	361
13	头孢氨苄胶囊	348
14	马来酸氯苯那敏片	309
15	阿司匹林肠溶片	309
16	卡托普利片	303
17	氨茶碱片	251
18	硝苯地平片	249
19	头孢拉定胶囊	246
20	碳酸氢钠片	231
21	阿莫西林胶囊	228
22	双氯芬酸钠肠溶片	205
23	双嘧达莫片	204
24	阿司匹林片	202
25	琥乙红霉素片	201

序号	品种名	文号数
26	枸橼酸喷托维林片	201
27	醋酸泼尼松片	195
28	盐酸乙胺丁醇片	187
29	头孢氨苄片	181
30	尼群地平片	177
31	磺胺嘧啶片	168
32	地西泮片	166
33	利福平片	152
34	盐酸氯丙嗪片	139
35	卡马西平片	133
36	醋酸地塞米松片	122
37	盐酸二甲双胍片	116
38	盐酸环丙沙星片	108
39	盐酸异丙嗪片	107
40	盐酸普罗帕酮片	103

序号	品种名	文号数
41	舒必利片	102
42	阿苯达唑片	102
43	苯妥英钠片	101
44	复方氢氧化铝片	101
45	头孢氨苄颗粒	100
46	葡萄糖酸钙片	99
47	盐酸克林霉素胶囊	98
48	盐酸多西环素片	98
49	甲氧氯普胺片	94
50	氢氯噻嗪片	90
51	阿替洛尔片	87
52	酚酞片	79
53	盐酸雷尼替丁片	76
54	联苯双酯片	75
55	盐酸普萘洛尔片	75

序号	品种名	文号数
56	格列本脲片	74
57	氯氮平片	74
58	奥美拉唑肠溶胶囊	74
59	硫酸阿托品片	72
60	呋喃妥因肠溶片	70
61	吡嗪酰胺片	68
62	克拉霉素胶囊	68
63	硝酸异山梨酯片	66
64	苯巴比妥片	65
65	阿莫西林颗粒	65
66	尼莫地平片	64
67	艾司唑仑片	63
68	复方利血平片	63
69	盐酸左氧氟沙星片	62
70	阿普唑仑片	55

序号	品种名	文号数
71	格列吡嗪片	55
72	诺氟沙星片	54
73	盐酸苯海拉明片	54
74	消旋山莨菪碱片	54
75	呋塞米片	50
76	盐酸乙胺丁醇胶囊	50
77	阿奇霉素片	50
78	枸橼酸铋钾颗粒	49
79	盐酸氟桂利嗪胶囊	49
80	盐酸金刚烷胺片	43
81	奋乃静片	43
82	氟康唑胶囊	43
83	盐酸环丙沙星胶囊	43
84	盐酸溴己新片	42
85	盐酸维拉帕米片	42

序号	品种名	文号数
86	阿奇霉素胶囊	41
87	氢化可的松片	40
88	布洛芬胶囊	39
89	辛伐他汀片	39
90	茶碱缓释片	38
91	阿苯达唑胶囊	36
92	熊去氧胆酸片	36
93	盐酸美西律片	36
94	螺内酯片	35
95	制霉素片	35
96	氯雷他定片	35
97	盐酸地芬尼多片	35
98	复方甘草片	35
99	克拉霉素片	35
100	利巴韦林片	34

序号	品种名	文号数
101	口服补液盐散（Ⅰ）	34
102	叶酸片	33
103	醋酸甲萘氢醌片	32
104	法莫替丁片	32
105	磷酸氯喹片	30
106	胶体果胶铋胶囊	29
107	复方地芬诺酯片	29
108	吲达帕胺片	29
109	替硝唑片	28
110	盐酸哌唑嗪片	28
111	盐酸左氧氟沙星胶囊	28
112	乳酶生片	26
113	盐酸胺碘酮片	26
114	丙硫氧嘧啶片	26
115	盐酸地尔硫䓬片	24

序号	品种名	文号数
116	盐酸赛庚啶片	23
117	阿莫西林克拉维酸钾片	23
118	甲状腺片	23
119	阿昔洛韦片	22
120	己烯雌酚片	20
121	格列美脲片	20
122	环孢素软胶囊	20
123	阿奇霉素颗粒	19
124	甲硝唑胶囊	19
125	口服补液盐散（Ⅱ）	19
126	苯磺酸氨氯地平片	19
127	对氨基水杨酸钠肠溶片	17
128	枸橼酸铋钾胶囊	17
129	氨苯蝶啶片	17
130	阿莫西林片	16

序号	品种名	文号数
131	布洛芬缓释胶囊	16
132	醋酸甲羟孕酮片	16
133	氯硝西泮片	16
134	吡喹酮片	15
135	别嘌醇片	15
136	红霉素肠溶胶囊	15
137	酒石酸美托洛尔片	15
138	克拉霉素颗粒	15
139	盐酸多塞平片	15
140	秋水仙碱片	15
141	氟康唑片	14
142	格列吡嗪胶囊	14
143	马来酸依那普利片	18
144	硫酸亚铁片	14
145	甲巯咪唑片	14

序号	品种名	文号数
146	枸橼酸他莫昔芬片	13
147	硝酸甘油片	13
148	盐酸苯海索片	13
149	碳酸锂片	13
150	氯雷他定胶囊	13
151	头孢呋辛酯片	13
152	盐酸特拉唑嗪片	13
153	吡嗪酰胺胶囊	12
154	丙戊酸钠片	12
155	米非司酮片	12
156	尼莫地平胶囊	12
157	盐酸氯米帕明片	12
158	乙酰唑胺片	12
159	甲睾酮片	12
160	维生素 D_2 软胶囊	12

序号	品种名	文号数
161	地高辛片	11
162	氟哌啶醇片	11
163	阿法骨化醇软胶囊	11
164	替加氟片	10
165	联苯双酯滴丸	10
166	五氟利多片	10
167	盐酸氟桂利嗪片	10
168	盐酸倍他司汀片	10
169	地红霉素肠溶片	10
170	奥美拉唑肠溶片	9
171	利培酮片	9
172	柳氮磺吡啶肠溶片	9
173	蒙脱石散	9
174	盐酸氨溴索片	9
175	乳酸左氧氟沙星片	9

序号	品种名	文号数
176	腺苷钴胺片	8
177	阿昔洛韦胶囊	8
178	氨茶碱缓释片	8
179	司莫司汀胶囊	8
180	替加氟胶囊	8
181	缬沙坦胶囊	8
182	盐酸二甲双胍肠溶片	8
183	多潘立酮片	8
184	齐多夫定胶囊	8
185	佐匹克隆片	8
186	富马酸喹硫平片	8
187	硫酸吗啡缓释片	8
188	氨苯砜片	7
189	地红霉素肠溶胶囊	7
190	地塞米松片	7

序号	品种名	文号数
191	多巴丝肼胶囊	7
192	氯化钾缓释片	7
193	尼尔雌醇片	7
194	巯嘌呤片	7
195	盐酸昂丹司琼片	7
196	乙胺嘧啶片	7
197	奈韦拉平片	7
198	劳拉西泮片	7
199	阿立哌唑片	6
200	布洛芬颗粒	6
201	富马酸比索洛尔胶囊	6
202	枸橼酸铋钾片	6
203	华法林钠片	7
204	马来酸氨氯地平片	6
205	齐多夫定片	6

序号	品种名	文号数
206	双氯芬酸钠缓释胶囊	6
207	盐酸吗啡片	6
208	法莫替丁胶囊	6
209	吲达帕胺缓释片	6
210	硫唑嘌呤片	6
211	硫酸氢氯吡格雷片	6
212	磷酸伯氨喹片	5
213	磷酸可待因片	5
214	羟基脲片	5
215	石杉碱甲片	5
216	头孢呋辛酯胶囊	5
217	白消安片	5
218	阿莫西林克拉维酸钾颗粒	4
219	布洛芬缓释片	4
220	硫酸亚铁缓释片	4

序号	品种名	文号数
221	氯化钾颗粒	4
222	鞣酸小檗碱片	4
223	司他夫定胶囊	4
224	替硝唑胶囊	4
225	盐酸二甲双胍肠溶胶囊	4
226	聚乙二醇 4000 散	4
227	双氯芬酸钠缓释片	4
228	盐酸坦洛新（坦索罗辛）缓释胶囊	4
229	阿莫西林克拉维酸钾片（7:1）	4
230	左甲状腺素钠片	4
231	奥美拉唑钠肠溶片	3
232	苯唑西林钠胶囊	3
233	琥乙红霉素胶囊	3
234	甲氨蝶呤片	3
235	磷霉素氨丁三醇散	3

序号	品种名	文号数
236	硫酸吗啡片	3
237	头孢拉定片	3
238	硝苯地平缓释片（Ⅱ）	3
239	盐酸阿米替林片	3
240	盐酸氨溴索分散片	3
241	盐酸布桂嗪片	3
242	盐酸吗啡缓释片	3
243	盐酸帕罗西汀片	3
244	阿卡波糖片	3
245	复方左炔诺孕酮片	3
246	米索前列醇片	3
247	醋酸去氨加压素片	3
248	依非韦伦片	3
249	石杉碱甲胶囊	2
250	阿法骨化醇胶囊	2

序号	品种名	文号数
251	阿法骨化醇片	2
252	阿立哌唑口腔崩解片	2
253	苯唑西林钠片	2
254	复方炔诺酮片	2
255	富马酸比索洛尔片	2
256	利巴韦林胶囊	2
257	麦角胺咖啡因片	2
258	氢溴酸山莨菪碱片	2
259	双氯芬酸钠缓释胶囊（Ⅰ）	2
260	双氯芬酸钠缓释片（Ⅰ）	2
261	维 A 酸片	2
262	溴吡斯的明片	2
263	盐酸氨溴索胶囊	2
264	盐酸二甲双胍胶囊	2
265	对乙酰氨基酚颗粒	2

序号	品种名	文号数
266	拉米夫定片	2
267	阿卡波糖胶囊	1
268	阿莫西林克拉维酸钾片（4：1）	1
269	阿奇霉素颗粒（Ⅱ）	1
270	醋酸甲地孕酮片	1
271	醋酸甲羟孕酮胶囊	1
272	醋酸氢化可的松片	1
273	多巴丝肼片	1
274	复方醋酸甲地孕酮片	1
275	复方利血平氨苯蝶啶片	1
276	复方磷酸萘酚喹片	1
277	琥珀酸亚铁片	1
278	环孢素胶囊	1
279	环磷酰胺片	1
280	马来酸多潘立酮片	1

序号	品种名	文号数
281	炔雌醇片	1
282	乳糖酸克拉霉素片	1
283	双氯芬酸钠缓释胶囊（Ⅲ）	1
284	双氯芬酸钠缓释片（Ⅴ）	1
285	硝苯地平缓释片	1
286	盐酸克林霉素片	1
287	盐酸氯雷他定胶囊	1
288	盐酸氯雷他定片	1
289	左氧氟沙星片	1
总计	289	17740

数据来源：中国医药工业信息中心统计整理，统计时间截至 2016 年 5 月 31 日。

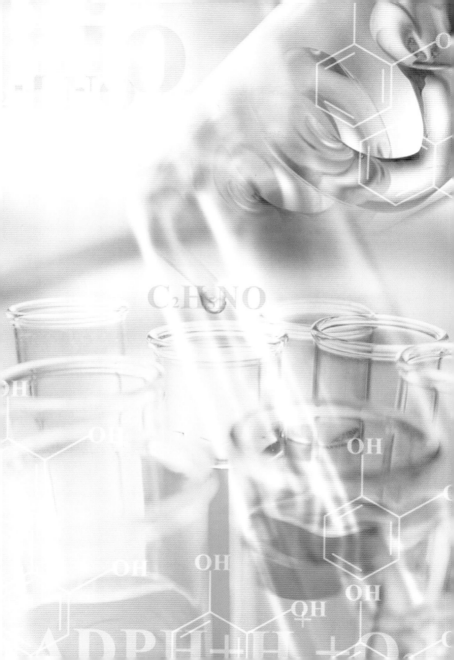

附录二

 我国进口化学药物专利到期品种及治疗类别概况

2025 年核心专利到期进口化药品种	
阿巴卡韦	达比加群酯
阿达木单抗	地拉罗司
阿哌沙班	恩曲他滨＋利匹韦林＋替诺福韦，复方
阿昔替尼	恩曲他滨＋替诺福韦，复方
阿扎那韦	恩他卡朋＋卡比多巴＋左旋多巴，复方
氨氯地平＋缬沙坦，复方	二甲双胍＋维格列汀，复方
贝伐珠单抗	伐地那非
贝美前列素	伐尼克兰
贝美前列素＋噻吗洛尔，复方	谷赖胰岛素
倍他司汀	聚乙二醇干扰素 α-2a

2025 年核心专利到期进口化药品种	
拉帕替尼	索拉非尼
雷特格韦	他氟前列素
雷珠单抗	替比夫定
利伐沙班	替格瑞洛
利格列汀	替诺福韦酯
利拉鲁肽	维格列汀
利匹韦林	维替泊芬
洛匹那韦 + 利托那韦，复方	西格列汀
尼洛替尼	西格列汀 + 二甲双胍，复方
帕瑞肽	溴莫尼定 + 噻吗洛尔，复方
帕瑞昔布	依曲韦林
屈螺酮 + 炔雌醇，复方	依托考昔
沙格列汀	茚达特罗
舒尼替尼	

核心专利已到期进口无国产仿制化药品种	
13 价肺炎球菌结合疫苗	巴利昔单抗
α- 阿糖苷酶	巴尼地平
阿巴卡韦 + 拉米夫定，复方	贝米肝素
阿巴卡韦 + 拉米夫定 + 齐多夫定，复方	苯丁酸氮芥
阿比特龙	苯扎氯铵 + 西曲溴铵，复方
阿尔维林	吡贝地尔
阿尔维林，复方	吡硫翁锌
阿格列汀	波生坦
阿利吉仑	泊沙康唑
阿罗洛尔	布拉氏酵母菌
阿瑞匹坦	布林佐胺
阿替普酶	布林佐胺 + 噻吗洛尔，复方
艾塞那肽	草木犀流浸液
安立生坦	雌二醇 /（雌二醇 + 地屈孕酮，复方），复合包装

核心专利已到期进口无国产仿制化药品种

雌二醇＋屈螺酮，复方	碘羟拉葡胺
雌莫司汀	丁酸氯倍他松
雌三醇	度他雄胺
促黄体激素-α	多磺酸粘多糖
促卵泡素β	多廿烷醇
醋丙氢可的松	多替拉韦
达泊西汀	厄洛替尼
达芦那韦	恩他卡朋
地氟烷	氟米松，复方
地喹氯铵＋短杆菌素，复方	氟维司群
地诺前列酮	氟氧头孢
地屈孕酮	钆布醇
地特胰岛素	钆弗塞胺
碘比醇	钆塞酸二钠
碘克沙醇葡胺钠	钆双胺

核心专利已到期进口无国产仿制化药品种	
钆特醇	来那度胺
肝素钠 + 尿囊素，复方	兰瑞肽
戈舍瑞林	酪酸梭菌+糖化菌+肠球菌，复方
磺达肝癸钠	雷奈酸锶
吉非替尼	利多卡因 + 麝香草酚 + 洋甘菊花酊，复方
加尼瑞克	左卡巴斯汀
精蛋白生物合成人胰岛素	利妥昔单抗
精蛋白锌重组人胰岛素	六氟化硫
聚多卡醇	卤米松 + 三氯生，复方
决奈达隆	罗西维林
卡巴拉汀	氯倍他松
卡波姆	氯替泼诺
卡泊芬净	氯替泼诺 + 妥布霉素，复方
克唑替尼	马拉韦罗

核心专利已到期进口无国产仿制化药品种

麦考酚	曲前列尼尔
美贝维林	曲妥珠单抗
米卡芬净	去铁胺
米库氯铵	去铁酮
米曲菌胰酶＋胰酶，复方	去氧孕烯＋炔雌醇，复方
牛磺熊去氧胆酸	乳杆菌 LB
帕立骨化醇	噻奈普汀
帕潘立酮	三乙醇胺
帕瑞肽	沙丙蝶呤
硼替佐米	沙格雷酯
普拉克索	沙奎那韦
普芦卡必利	山金车花，复方
七叶洋地黄双苷	生物合成人胰岛素
曲伏前列素	舒洛地特
曲伏前列素＋噻吗洛尔，复方	双醋瑞因

核心专利已到期进口无国产仿制化药品种	
司维拉姆	细菌溶解物
四烯甲萘醌	缬更昔洛韦
索利那新	辛伐他汀＋依折麦布，复方
他达拉非	溴夫定
碳酸镧	溴隐亭
特立帕肽	伊伐布雷定
替普瑞酮	伊洛前列素
兔抗人胸腺细胞免疫球蛋白	伊米苷酶
托尼萘酸	依那西普
托珠单抗	依普沙坦
西甲硅油	依托孕烯
西那卡塞	依维莫司
西尼必利	依折麦布
西曲瑞克	益康唑
西妥昔单抗	益康唑＋二氟可龙，复方

核心专利已到期进口无国产仿制化药品种	
英夫利昔单抗	重组人凝血因子Ⅶ
重组人促红细胞生成素β	重组人凝血因子Ⅸ
重组人干扰素β1a	重组人绒促性素
重组人干扰素β1b	猪肺磷脂
重组人凝血因子Ⅶa	

数据来源：中国医药工业信息中心统计整理。

致　　谢

感谢中国农工民主党中央生物技术与药学工作委员会委员和他们所在企业对本书出版提供的支持与帮助：丁列明，浙江贝达药业有限公司；于飞，悦康药业集团有限公司；邹鲜红，联邦制药国际控股有限公司；刘晓峰，吉林亚泰集团。感谢上海医药工业信息中心张敬冬先生和周维女士协调调研和组稿事宜。